AF619604

LETTRE
SUR LES MÉDICAMENTS
ADMINISTRÉS
À L'EXTÉRIEUR DE LA PEAU
DANS
LES MALADIES INTERNES,

Par J. TOURDES (du Département du Cantal), docteur en médecine de l'université de Montpellier, médecin de l'Armée Française en Italie.

„ Si c'est un sujet que je n'entende point, à cela „ même je m'essaie; sondant le gué de bien „ loin, & puis le trouvant trop profond pour „ ma taille, je me tiens à la rive ".

MONTAIGNE, liv. I., chap. L.

A PAVIE,

DE L'IMPRIMERIE DES HERITIERS
DE PIERRE GALEAZZI

L'an six de la République Française.

AU CITOYEN

GUILLAUME

MÉDECIN EN CHEF

DE L' ARMÉE D' ITALIE

ESTIME

AMITIÉ

RECONNOISSANCE.

I.

L'usage des remèdes a ſans doute été de tous les tems & de tous les lieux. L' espèce humaine fut-elle jamais exempte d' infirmités & de douleurs!

Que d' autres, remontant aux ſiecles les plus reculés, imaginent l' homme ſans ſouffrances & ſans maladies: qu' ils attribuent à ſon exiſtence ſociale, les maux de toute eſpèce qui l' affligent & l' accablent. Je croirai, avec ceux qui ont mieux obſervé la nature, que la machine animale ſe compoſe d' eléments auſſi conſervateurs de la vie, que deſtructeurs de l' organiſation. Sans ceſſe expoſée à l' influence des agents phyſiques qui l' environnent, n' eprouve-t-elle pas encore le beſoin continuel de leur action? Et ſes organes ont-ils un jeu aſſez ſur, pour réſiſter au choc de tant de cauſes diverſes ? Sont-ils doués d'une fléxibilité ſuffiſante pour s'adapter à tant de variations ?

Loin de nous cependant, & l'hypothèſe ſubtile de regarder le principe de la vie comme une force inerte & paſſive, & l'idée plus fauſſe encore, de ne voir dans notre exiſtence qu'un état violent & forcé.

Quelque ſoit la cauſe des maladies, l'art nous offre divers médicaments pour les combattre.

Les médicaments adminiſtrés à la surface de la peau, n'ont-ils qu'un ſimple effet local ? Faut-il les borner aux seules maladies externes ? En peut-on eſpérer d'heureux ſuccés, dans celles des viscères intérieurs ? Ces queſtions tiennent aux ſuivantes.

1.° Y a-t-il une voie de communication entre la ſurface extérieure de la peau, & les organes internes ?

2.° Cette voie peut-elle donner paſſage aux ſubſtances médicamenteuſes ?

3.° Ce paſſage demande-t-il des conditions particulieres ?

Pour traiter à fond une matiere ſi

importante, il faudroit peut-être des volumes : & je dois me renfermer dans les bornes d'une ſimple lettre.

II.

La peau n' eſt pas une enveloppe uniquement deſtinée à recouvrir les organes, & à les déffendre contre l' action des corps environnants. Parſemée d' un nombre infini de pores, elle abſorbe diverſes ſubſtances, qui parviennent juſqu' aux parties les plus internes.

Cette connoiſſance ne paroît pas avoir echappé aux anciens. On lit dans pluſieurs de leurs ecrits : *Carnes attractrices & ex ventre & extrinſecus. Expirabile, ac inſpirabile totum corpus &c.* Mais les modernes ont mis dans un plus grand jour cette importante vérité.

Parmi le grand nombre de faits qui démontrent l' abſorption cutanée, nous ne rapporterons que les ſuivants. Ils paroiſſent ne laiſſer ſur ce point aucun doute.

On a trouvé des fœtus dont le cordon ombilical étoit entierement oblitéré.

La bouche & l' anus n' avoient aucune eſpèce d' ouverture. Ces fœtus n' ont pu recevoir de ſubſtance nutritive que par l' organe cutané.

On nourrit pendant quelque tems, de jeunes animaux en les plongeant jusqu' au col dans une veſſie pleine d' un fluide alimentaire.

Le corps eſt plus peſant au ſortir du bain: & lorſqu' on ſe baigne dans une eau impregnée de quelque ſubſtance odoriférente, il n' eſt pas rare que les urines ſoient enſuite plus ou moins chargées de ce principe aromatique.

Des expériences directes ont prouvé que la peau abſorbe & décompoſe l' air atmoſpherique.

Pluſieurs métaux & diverſes ſubſtances végétales, appliquées ſur la ſurface de la peau, donnent des ſignes inconteſtables de leur préſence & de leur action dans les organes internes.

Les virus vénérien & varioleux, les miaſmes, les poiſons, ne s' introduiſent, en grande partie, dans la machine animale, qu' a travers les orifices cutanés.

On n' ignore pas les expériences physiques qui démontrent si evidemment la porosité de la peau. On ne s'appuyera pas aussi sur l'analogie que nous offrent les végétaux: L'on sait com bien leurs feuilles possédent la propriété d'absorber.

C'est envain qu'on voudroit expliquer ces faits, par une simple irritation des nerfs qui se distribuent dans l'organe cutané.

III.

Comment la substance introduite dans les orifices de la peau, pénétre-t-elle dans l'intérieur de la machine? passe-t-elle immédiatement dans le fluide sanguin? pendant long-temps ce fut l'opinion générale: & naturellement les veines avoient cette prérogative sur les vaisseaux artériels.

Aujourdhui nous savons, d'après les belles recherches des anatomistes les plus modernes, que l'absorption se fait par un autre systême d'organes. Des canaux blanchâtres & noueux naissent par des radicules de toutes les cavités & sur toutes les surfaces.

D'abord minces & ténus, ils forment peu à peu des rameaux plus considérables qui vont, après un nombre infini de plis & de replis, se jetter dans les deux sous-claviéres.

C' est au moyen de ces canaux, que s' exécute la fonction absorbante. Répandus avec plus ou moins d' abondance dans toutes les parties de la machine animale, les lymphatiques versent dans le sang & le chile & la lymphe, & le résidu des sécrétions & les humeurs stagnantes dans le tissu cellulaire, & les matières pompées à la surface de la peau (*a*).

(*a*) C' est surtout dans le canal intestinal (& ses dépendances) & dans l' organe de la peau que les lymphatiques sont répandus en plus grande quantité. On s' est bien assuré que la tunique interne des intestins est uniquement composée de ces vaisseaux. Et l' analogie porte à croire que l' epiderme même n' a pas une organisation différente. Ainsi nos organes seroient placés, en quelque maniere, entre les nombreux orifices d' un seul & même systême, les vaisseaux chileux & les lymphatiques cutanés. Vérité qu' on n' a pas entierément meconnu en physiologie, mais dont il ne paroît pas qu' on se soit assez pénétré dans l' exercice de la médecine.

IV.

Les lymphatiques cutanés peuvent-ils transmettre dans l' intérieur des organes, des substances médicamenteuses ? Il se présente une question.

Est-il nécessaire que les remèdes parviennent jusqu' aux viscères affectés ? Ou bien suffit-il qu' ils agissent sur une partie qui soit en correspondance d' action avec l' organe malade ?

Il n' est pas douteux que plusieurs remèdes n' agissent par sympathie . C' est même un des points fondamentaux de la médecine pratique . Ainsi la plupart des maux de tête cédent à des médicaments dont l' impression se borne aux viscères gastriques &c. &c. A la vérité les loix de cette correspondance nous sont encore inconnues ; mais elles n' en sont pas moins véritables .

Il faut cependant avouer que les remèdes qui agissent ainsi , ne sont pas aussi nombreux qu' on pourroit dabord le croire . Des expériences lumineuses nous ont appris , que la plupart de ceux qu' on appelloit nerveux, opérent immédiatement sur le systéme sanguin. Tels sont divers poisons végétaux & animaux. Quelques actifs & rapides que soient leurs effets, ils ne se manifestent, que lorsque les vaisseaux artériels ou veineux ont été primitivement affectés.

C' est un fait acquis par la théorie & la pratique de la médecine, que le plus grand nombre des médicaments n' ont d' action salutaire, qu' en parvenant, avec le sang, jusqu' à l' organe malade.

Si telle est une des loix générale des remèdes internes, combien plus ceux qu' on administre à l' extérieur, seront-ils assujettis à cette même loi! La peau n' est pas aussi sensible que le canal intestinal: ses rapports sympathiques sont surtout beaucoup plus limités. Mais le tissu dont elle se compose, n' etant, pour ainsi dire, qu' un réseau de lymphatiques, les substances médicamenteuses pourront sans doute pénétrer dans leurs nombreux orifices. En effet dans les maladies du tissu cellullaire, des lymphatiques & de plusieurs autres systêmes, la base du traitement consiste en remèdes administrés à la surface de la peau.

Il eſt peu de maladies où l'on ne faſſe uſage à l'extérieur de quelques médicaments. S'ils n'opérent pas toujours une entiere guériſon, ils favoriſent au moins l'action des ſubſtances internes. Cependant on doit préférer, autant qu'il eſt poſſible, cette derniere méthode; non ſans doute, parceque le paſſage dans le ſang eſt alors plus court, mais parceque l'abſorption inteſtinale a beaucoup plus d'énergie.

Ce ſeroit une erreur de croire qu'un médicament, appliqué par exemple à une des extrémités, paſſe auſſi-tôt dans le ſyſtême sanguin. Il parcourt auparavant les détours infinis des lymphatiques, & ne ſe mêle avec le sang que dans les deux ſous-clavieres.

Cette marche tortueuse paroîtroit peut-être lente & tardive, ſi l'on ne ſavoit que le chile parcourt environ un eſpace de quatre pouces dans une ſeconde: ce qui fait vingt pieds dans une minute.

Le médicament une fois introduit dans les vaiſſeaux ſanguins, ne tardera pas à arriver dans la partie même la plus eloignée. Tant eſt rapide le mouvement de la circulation.

D' un autre côté, un fluide directement injecté dans les artéres ou les veines, ne produit-il pas le ſymptômes les plus graves, les convulſions, la mort? Et ſi ces effets n' ont pas lieu, lorſque le même fluide paſſe dans le ſang par la voie des lymphatiques, n' eſt-ce pas, en acquérant dans les replis de ces vaiſſeaux, certains dégrés d' animaliſation?

V.

L' etat des lymphatiques influe ſans-doute, ſur l' abſorption des remèdes appliqués à la ſurface de la peau. Tantôt ces vaiſſeaux ſont atteints d' une telle foibleſſe, qu' ils ont perdu toute leur activité. Quelque fois ils eprouvent un ſpaſme ſi violent, que leurs orifices ſont rétrécis & preſque fermés. Il n' eſt pas rare auſſi qu' un humeur graſſe & viſqueuſe, s' oppoſe à la pénétration de toute eſpèce de ſubſtance.

C' eſt dans ces cas, que les bains chauds & ſurtout les bains froids, produiſent les plus ſalutaires effets. Autant les anciens faiſoient uſage de ce dernier moyen ; autant les modernes paroiffent l'avoir négligé (a).

Le frottement de la peau contribue encore à augmenter l'erection des radicules lymphatiques, & par conféquent leur force d'abforber. N'eft-ce pas pour obtenir cet effet, qu'on ordonne (peut-être même fans s'en douter) de frotter à diverfes reprifes la partie malade, avec l'onguent médicamenteux ?

S'il eft des parties où les lymphatiques cutanés offrent un plus grand nom-

---

(a) Il eft furtout une nation, qui mérite plus juftement ce reproche. Les eaux les plus claires se precipitent à grands flots d'une double chaîne de montagnes. Elles apportent dans de vaftes campagnes la fraîcheur & la fertilité. Tout invite a s'y baigner ; & leur limpidité & les chaleurs brûlantes. Cependant tel eft le prejugé des habitants, qu'ils ont pour ces eaux une répugnance invincible. A la vérité les torrents, les lavanges, peuvent altérer leur pureté, y mélanger des principes hetérogênes & nuifibles ; mais ces effets ne sont-ils pas rapides & paffagers ?

Ce n'eft pas sans etonnement que j'ai vu a peine quelques baignoires, dans une ville célébre où l'on admire à chaque pas les précieux reftes des thermes les plus magnifiques.

bre d' orifices, on doit ſans doute appliquer ſur ces mêmes parties les remedes qu' on adminiſtre. C' eſt ainſi qu' on a depuis quelques années, perfectionné le traitement des maladies vénériennes.

L' heure de l' emploi des médicaments externes n' eſt pas indifférente. Comme la lumiere attire fortement à la périphérie du corps, & que les lymphatiques ont un mouvement vers le centre, il eſt bien plus avantageux d' adminiſtrer pendant la nuit les remedès cutanés.

Les petites bouches des lymphatiques auroient-elles une affinité vitale, pour n' abſorber que les matieres dont le ſtimulus correſpondroit à cette affinité?

VI.

Les médicaments doivent auſſi modifier le dégré d' abſorption.

C' eſt un fait qu' ils ne ſont pas également reçus dans les orifices lymphatiques. La cauſe en eſt ſans doute dans la nature ſpécifique des remèdes. Plus ou moins différente, elle produit une excitation diverſe: elle augmente ou diminue l' action des vaiſſeaux inhalants.

A

A la vérité l'abſorption a lieu même dans le cadavre: & alors la diverſité du ſtimulus n'y doit que peu contribuer. Mais cette fonction préſente dans l'homme vivant, des phénoménes ſi opposés & ſi divers, qu'on ne peut méconnoître l'action de la vitalité.

J'avoue qu'avec toutes les attractions, toutes les compreſſions, tous les moyens méchaniques, je ne sais conçevoir le mouvement des lymphatiques, ſans le concours d'une force animée. On l'appellera force tonique avec Sthal; irritabilité avec Haller; excitabilité même, ſi l'on veut. Le nom importe peu.

Le véhicule du médicament mérite encore la plus grande attention. Il paroit qu'en général les ſucs végétaux & animaux ſont les plus convenables & les mieux appropriés. Les derniers ſurtout ont des effets bien ſupérieurs. Sans doute les ſubſtances revetues, pour ainſi dire, d'une humeur animaliſée, pénétrent beaucoup plus facilement dans les vaiſſeaux lymphatiques.

Mais la condition la plus néceſſaire des remèdes externes, eſt leur diviſion, leur fluidité. Tel eſt le diamètre des orifices lymphatiques, qu'ils ne laiſſent paſſer que les molécules les plus ſubtiles & les plus atténuées. Auſſi l'expérience nous apprend-elle, que plus les médicaments ſont diviſés, fluides, volatils; plus ils ſont abſorbés avec facilité.

C'eſt, ſans contredit, à l'impoſſibilité ou à l'oubli de réduire à cet etat de ténuité, les ſubſtances médicamenteuſes, qu'on doit attribuer leur inefficacité. Une diviſion méchanique n'eſt pas toujours ſuffiſante. Il faut très ſouvent une décompoſition, une action des affinités.

Cependant quelques ſoient & la diſpoſition des lymphatiques, & les préparations de la chymie, pluſieurs remèdes ne peuvent s'inſinuer dans les pores cutanés; & neanmoins donnés à l'intérieur, ils ſont abſorbés par les vaiſſeaux lactés: ils paſſent dans le ſyſtême ſanguin.

Quelle peut être la cauſe de cette différence? Les médicaments internes ſeroient-ils ſoumis à la digeſtion? Ne pénétreroient-ils dans les vaiſſeaux chileux, qu'après avoir ſubi l'action des ſucs inteſtinaux?

C'est une vérité physiologique, que les remèdes sont digérés dans l' estomac & le canal intestinal. Et tel est le mode de la digestion, que les substances digérées passent avec plus de rapidité dans les vaisseaux inhalants.

VII.

Ce seroit un procédé bien utile, que celui qui donneroit aux remèdes, les qualités qu' ils recoivent des forces digestives. Il est des substances qui ne peuvent être absorbées par les pores cutanés, peut-être parcequ' elles n' ont pas subi la digestion.

L' art pourroit-il suppléer à la digestion ? L' art peut tout sur les corps morts : mais où la nature est vivante, où elle est animée, l' art se borne à observer & à expérimenter. L' art peut-il organiser, animaliser? Et la digestion n' est-elle pas aussi sous l' empire de la vitalité?

Le regne animal fourniroit-il quelque moyen capable de produire une semblable opération? Il y a quelques années qu' on eût entierement rejetté cette propofition. On avoit alors des idées fi etranges fur l'action des puiffances digeftives!

Aujourdhui, il nous eft acquis par les expériences les plus ingénieufes & les plus exactes, que la digeftion s'opere principalement par les fucs gaftriques: que ces fucs agiffent comme diffolvants: qu'ils produifent, jufqu'a un certain point, un femblable effet, même hors du corps vivant. Dès lors il fuffit de faire digérer dans du fuc gaftrique, les fubftances qu'on veut employer à l'extérieur de la peau.

L'action des fucs digeftifs confiftant feulement à diffoudre & à divifer les médicaments, la chymie pourroit-elle opérer une femblable altération?

1.° Cette altération peut avoir lieu, fans que l'art puiffe jamais en produire de femblable. L'analogie de mille faits, rend cette affertion inconteftable.

2.° Pourque la chymie pût opérer cette altération, il faudroit qu'elle connut & la nature des fucs gaftriques, & celle des médicaments: connoiffance qu'elle eft bien loin de pofféder.

3.° Connoiffant même les principes

qui conſtituent les ſucs digeſtifs, pourroit-elle imiter leur compoſition, leur imprimer les caractères qu' ils ont reçus de la vie, au coin de la quelle ils ſont marqués avec tant d' evidence ?

Nous le répétons encore, la chymie peut bien analiſer les corps vivants, s' elever à la connoiſſance des eléments qui les compoſent; mais les réorganiſer, leur rendre l' exiſtence & la vie ; c' eſt un acte qui n' appartient qu' à la nature. C' eſt ſon propre ouvrage : & ſi elle ne ſe l' eſt pas excluſivement réſervé, elle a du moins couvert ce miſtère d' un voile bien epais. Il ſemble même, que quelqu' exacte que ſoit l' analyſe du ſang, de la lymphe &c. on ne pourra jamais, par aucun artifice, former de ſemblables humeurs.

Trop ſouvent les théories les plus brillantes & les plus ſpécieuſes, n' ont dans la pratique qu' une exiſtence ephémere.

Toute théorie qui n' a pour appui, que des conjectures, des analogies, des inductions, repoſe ſur une baſe bien peu ſolide. On devine rarement la nature. Ou découvre ſes procédés : on lui arrache ſes ſecrets ; mais ce n' eſt qu' en l' obſervant avec attention , en l' expérimentant avec ſagacité & patience . Sans doute le raiſonnement qui lie les faits , les met en ordre , les ſyſtematiſe , peut s' elever à d' autres connoiſſances . Mais quelle ſera leur ſtabilité, quand l' imagination n' aura travaillé , que d' aprés des ſuppoſitions ou des hypothèses . Conſultons donc la nature .

VIII.

Le premier qui a fait uſage , à la ſurface de la peau , de médicaments diſſous par les ſucs gaſtriques , eſt le docteur Chiarenti de Florence . Réflechissant que pluſieurs remèdes internes ſont quelque fois inefficaces, parcequ' ils n' ont pas été digérés , il ſoupçonna que telle eſt peut-être la cauſe qui s' oppoſe à l' action de certaines ſubſtances adminiſtrées à la ſurface de la peau . Ce ſoupçon ſi naturel ſe changea bien tôt en certitude . Ces mémes ſubſtances digérées par les ſucs gaſtriques d' une corneille donnerent , en friction , les plus heureux succès. Il substitua d'autres menstrues à l'humeur stomachale, mais sans aucun effet.... Chiarenti s'est acquis des droits à la reconnoissance des ames sensibles & bien nées.

Plusieurs Praticiens d'Italie & quelques uns de mes collegues, ont fait, avec cette méthode, les cures les plus heureuses. Moi-même, dans diverses maladies, j'en ai retiré les plus grands avantages (*Observations &c.*).

Les sucs gastriques agissant sur les remèdes par une proprieté dissolvante, on peut sans doute les remplacer avec utilité par les humeurs qui sont douées d'une force digestive.

Nous devons au docteur Brera l'heureux essai de plusieurs médicaments préparés avec la salive.

J'ai trouvé que la bile n'est ni moins propre, ni moins efficace (*Obs.*). Elle a même produit quelque fois des effets supérieurs à la salive & au suc gastrique.

On ne doit pas s'etonner de cette grande energie de l'humeur biliaire. Elle se compose des principes les plus actifs; & l'on peut s'en procurer dans le plus parfait dégré de pureté.

J'ai tenté, mais sans succès (*Obs.*), de déterminer d'une maniere rigoureuse l'efficacité relative de la salive, du suc gastrique & de la bile. Si quelque fois ces humeurs m'ont donné des résultats différents, c'etoit peut-être moins à raison d'une energie particuliere & diverse, que d'après la maniere dont je me les procurois.

J'ai préparé quelques médicaments avec un mélange de ces trois humeurs digestives; mais sans aucune différence sensible. Il en a été de même, lorsque je les ai unies, deux à deux (*Obs.*).

Les humeurs animales favorisant en général l'absorption des remèdes externes, ne seroit-il pas indifférent d'employer, & la lymphe & le suc gastrique, & la graisse & la salive, & le sang & la bile?

Il ne suffit pas toujours que certaines substances soient mélangées avec une humeur animale, pourqu'elles puissent être absorbées: il faut encore, que cette humeur les dissolve, les divise, leur donne la ténuité nécessaire, pour pénétrer dans les orifices lymphatiques. Or les fucs digeſtifs poſſedant ſeuls cette propriété, aumoins dans un dégré plus eminent, ils doivent beaucoup plus faciliter l' action abſorbante des médicaments externes.

Cependant quelque fondée que parut cette théorie, je l' ai crue d' une importance aſſez grande, pour être ſoumiſe au creuſet de l' expérience.

J' ai fait digérer des médicaments par les ſucs gaſtriques, la ſalive ou la bile. J' ai uni de ſemblables remèdes, avec du ſang, de la graiſſe, de la lymphe. Les uns & les autres ont été préparés d' une manière peu différente, & adminiſtrés dans la même maladie, & ſur le même individu. Autant les remèdes préparés avec les ſucs digeſtifs, ont produit des effets ſalutaires: autant les mêmes ſubſtances unies à d' autres humeurs animales, ont été ſans efficacité (*Obs.*). Ces réſultats n' ont jamais étè différents, quelques changements que j' aye apportés ſoit à la doſe des médicaments, ſoit à celle des ſucs animaux; pourvu qu' ils ayent été daus un rapport convenable.

IX.

Tous les remèdes ont-ils besoin d'une digestion artificielle pour être absorbés par les lymphatiques cutanés ?

Il s' en faut bien que cette méthode soit aussi générale & aussi universelle, qu' on a dabord voulu le croire. Plusieurs remèdes ne reçoivent aucune altération des humeurs digestives : & cependant ils ont les effets les plus marqués (*Obs.*). Beaucoup d' autres sont absolument indépendants de l' action de ces sucs. Ils opérent même aussi efficacement, avec l' intermède d' une autre fluide animal (*Obs.*).

On a fort bien dit, que les sucs digestifs n' agissent principalement qu' a raison de leur affinité. Mais l' action des affinités suit-elle une seule & même loi? Ne varie-t-elle pas avec la nature des corps? N' a-t-elle pas un mode particulier à chacun d' eux, un choix, une election? Et les sucs digestifs, peuvent-ils se combiner avec toutes les substances medicamenteuses? Leur nature, quelle qu' elle ſoit, n' eſt-elle pas limitée, circonſcrite? Variable dans les eſpèces, les individus, les âges, le régime, combien de changements doivent encore ſurvenir dans l' action de ces humeurs.

On chercheroit vainement dans les ſucs digeſtifs, des diſſolvants de tous les remèdes. Et puiſque beaucoup de ſubſtances ſont inattaquables par ces humeurs, même dans l' eſtomac des animaux, que ſera-ce donc, lorſque ces mêmes humeurs agiront hors du corps vivant, privées de tant de circonſtances qui favoriſent ſi puiſſamment leur action!

Mais la nature n' offre-t-elle pas un grand nombre de remèdes, ou volatils ou fluides, ou gazeux, ou facilement ſuſceptibles de le devenir? Nous même ne pouvons-nous pas donner à une infinité de ſubſtances, une ténuité relative au diamètre des lymphatiques?

Quel eſt, dans ces cas, le beſoin d' une ultérieure diviſion? Le véhicule le plus commode n' eſt-il pas egalement convenable? Et ſi les animaux en fourniſſent de mieux adaptés, ne peut-on pas employer indifferemment & avec le même avantage, les diverſes humeurs qu'ils ſéparent? Puisqu'il en eſt qui favoriſent davantage l'abſorption, par une affinité plus grande avec les lymphatiques, il faut ſans doute les préférer: mais qu'a de commun un ſimple mélange, avec une diſſolution?

Je ne crois pas que l'uſage des remèdes preparés avec les ſucs digeſtifs, doive être auſſi etendu, que l'imaginent quelques praticiens d'ailleurs très eſtimables. Il deviendra même d'autant plus limité, qu'on fera plus de progrès dans la ſcience de l'analyſe. Et que n'avons nous pas droit d'attendre, des hommes célébres qui cultivent aujourdhui la chymie!

Ce feroit neanmoins méconnoître l'evidence, que de rejetter les heureux effets qu'ont produit quelques remèdes, unis aux ſucs digeſtifs (*Obs.*): il eſt inconteſtable qu'ils ſont dus à ces mêmes ſucs, c'eſt-à-dire à la diſſolution qu'ils opérent, puiſque tout autre véhicule a été ſans aucune utilité. Cependant le nombre des médicaments, dont l'action peut être ſalutaire, ſans mélange ni beſoin d'aucun ſuc digeſtif, eſt infiniment ſupérieur : on ne sçauroit même etablir à ce sujet aucune comparaison .

Les substances minérales paroissent en général moins dépendantes de la vertu dissolvante des sucs gastriques, salivaires & bilieux (*Obs.*). Ou une division méchanique est suffisante ; ou nous pouvons plus facilement opérer la désunion des principes minéraux ; ou la plupart se présentent sous une forme subtile, tenue, elémentaire.

Les médicaments tirés du regne végétal & animal, sont beaucoup plus sous l' empire des humeurs digestives. Soit qu' ils ayent avec elles une affinité plus grande ; soit que leur cohésion soit moins forte ; ils sont digerés par ces sucs à un degré supérieur . Cependant il en est un grand nombre qui agissent extérieurement avec efficacité, quoiqu' ils soient dissous par d' autres menstrues, alkalines, acides, spiritueuses &c. &c.

L' usage seul peut faire connoître les substances dont la digestion artificielle est indispensable, pour qu' elles puissent déployer toute leur energie . Le nombre n' en est pas encore considerable : il pourra augmenter, peut-être même diminuer! Quelles bornes fixer au génie des découvertes, à l'expérience, à l'obſervation?

Je ne crois pas auſſi qu'on puiſſe déterminer d'une manière précise, les maladies dans les quelles on doit adminiſtrer les remèdes diſſous par les humeurs digeſtives. Il faut ſans doute en faire uſage, lorſque l'etat des viſcères gaſtriques ne peut ſupporter aucune ſubſtance. Mais ce cas a-t-il de regle certaine? Ne peut-il pas ſurvenir, par une léſion directe ou ſympathique, dans preſque toutes les maladies? Si l'on donne ces preparations, comme moyens auxiliaires, le principe n'eſt-il pas encore plus indeterminé.

Cependant lorſque la nature de la maladie, & la diſpoſition du ſujet, permettent l'uſage interne des remèdes, nous devons nous prévaloir de cette circonſtance; car il ne faut pas le diſſimuler, quelle que ſoit l'abſorption de l'organe de la peau, celle du canal alimentaire eſt encore plus energique. Et ſi la digeſtion en eſt la principale cauſe, elle doit déployer une activité plus grande.

dans les organes affectés à cet usage, que lorsque cette fonction ne s' execute, hors le corps vivant, que par les sucs intestinaux .

Lorsque l' estomac ne peut opérer la digestion, à raison d' un vice ou d' un défaut des sucs gastriques, pourroit-on donner intérieurement, des remèdes préparés avec quelqu' humeur digestive? S' ils ne reçoivent aucune altération nouvelle, ne seront-ils pas absorbés avec plus de facilité, à raison peut-être de l' habitude, de l' exercice, en quelque maniere, plus continuel, des lymphatiques chileux? Et qu' auroient de rebutant la salive fournie par un ami, le suc gastrique & la bile extraits d' un animal vivant, ou qu' on viendroit d' egorger .

J' ai guéri, avec six gros de quinquina digéré dans du suc gastrique de veau, une fievre intermittente qui avoit jusqu' alors resisté à toute autre espèce de remèdes (*Obs.*).

X.

Puisqu' il existe une communication entre la surface externe de la peau &

l' intérieur de la machine, nous pouvons ſans doute adminiſtrer extérieurement divers remèdes, dans les maladies internes.

Elles ne ſont que trop fréquentes les circonſtances, où le malade ne peut avaler aucun médicament. Tantôt ſon eſtomac eſt ſi foible, qu'il n'en ſupporte d'aucune eſpèce: tantôt il les rejette par le vomiſſement: tantôt il ſont entrainés avec rapidité par un flux inteſtinal. Souvent on a une répugnance invincible pour les remèdes les mieux indiqués. La maladie affecte quelquefois des ſyſtêmes qui ont un rapport plus direct avec l'organe de la peau, qu' avec le canal alimentaire. Dans ces cas, & beaucoup d'autres, devons-nous balancer à faire uſage d' une méthode que ſemble même indiquer la nature.

La communication que les lymphatiques etabliſſent entre la peau & les organes internes, eſt appuyée ſur un trop grand nombre d' observations, pour qu' elle ne devienne pas une des voies générale, d' adminiſtrer les remèdes: elle ſera ſans doute à l' abri des viciſſitudes des théories, qui n' ont aucune baſe ſolide:

lide: cette doctrine repose sur des faits positifs d'anatomie & de physiologie.

C'est une erreur de croire que la fine anatomie soit inutile dans la pratique medicale.

C'est une autre erreur, de regarder la physiologie, comme une connoissance de pur & simple ornement: elle nous eclaire sur le siège des maladies, & les causes qui les entretiennent; sur les symptómes, & leur correspondance; sur l'action des remèdes &c. &c. Il n'est point de science accessoire à la médecine pratique, qui soit d'un usage plus général que la physiologie. Elle est un de ses guides le plus fidele & le plus lumineux.

Quant à la méthode de préparer les médicaments avec les sucs digestifs, elle eprouvera sans doute le sort de toutes les nouveautés médicales. Les enthousiastes l'adopteront dans toutes les maladies. Si le succès couronne leurs tentatives, pourront-ils suivre d'autre methode curative! Elle ne répondra pas à leur attente! Ils la condamneront au plus parfait oubli: qu'importe que la mauvaise réussite ait dépendu d'une fausse application.

C'eſt aux praticiens ſages, judicieux & eclairés, à prononcer ſur cette méthode nouvelle. A eux ſeuls appartient le droit de fixer l'opinion ſur ce point important..... ſi l'expérience ne confirme pas ſes premiers ſuccès, j'aurai mal vu, mal obſervé, mal raiſonné: je me ſerai trompé: plus que tout autre, je puis & je dois me tromper.

OBSERVATIONS

Sur les effets de quelques remèdes préparés avec des sucs digestifs &c.

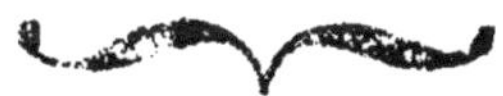

XI.

A peine eus-je lu l' ouvrage de Chiarenti (*a*) que je projettai d' essayer quelques remèdes préparés avec le suc gastrique. Ce n' est point que je doutasse de la vérité des expériences de cet illustre

(*a*) *Osservazioni, ed esperienze sul sugo gastrico riguardato come il mezzo destinato dalla natura per rendere suscettibili una gran parte delle sostanze ad essere assorbite dai diversi vasi assorbenti della macchina animale, del dottore Francesco Chiarenti. Firenze* 1797.

médecin : elles sont rapportées de manière à ne permettre aucun ſoupçon. Je ſçavois encore qu' elles avoient été répetées avec les plus heureux ſuccès par divers praticiens, & notamment par le profeſſeur Brera (*a*). D' un autre côté, j' étois aſſez ſatisfait de la théorie qu' on pouvoit déduire de l' action des ſucs gaſtriques ſur les médicaments. Elle me paroiſſoit devoir beaucoup ajouter à leur efficacité......

Je n' ai pas fait uſage d' un grand nombre de remèdes préparés avec les humeurs digeſtives. Je ſuis d' avis qu' on doit moins chercher à multiplier les pré-

---

(*a*) *Del modo d' agire sul corpo umano per mezzo di frizioni fatte colla saliva od altri umori animalizzati, e colle varie soſtanze, che all' ordinario ſi somminiſtrano internamente. 3za Ed. Pavia ec.* Voyez auſſi les Commentaires de cet eſtimable Auteur. Il vient de me communiquer un opuscule sur les effets de quelques remèdes diſſous par la salive ou le suc gaſtrique adminiſtrés extérieurement, par les d.d. Giulio & Roſſi, académiciens de Turin. J' ai été auſſi surpris que satisfait, de trouver dans le discours préliminaire (de Giulio), quelques idées analogues à celles qu' on a exposées dans cette lettre.

parations, & à découvrir de nouveaux médicaments, qu'a bien déterminer l'emploi de ceux que nous connoiſſons.

Ce n'eſt point par le défaut de remèdes que nos efforts ſont quelque-fois inutiles : c'eſt l'apropos qui nous manque, c'eſt-a-dire le cas & le moment, où il convient d'employer un remède préférablement à un autre.

Cependant je n'ai pas négligé d'entrer dans les détails qui pouvoient éclairer le ſujet, qui fixoit alors plus particulierement mon attention. Il eſt poſſible de concilier les ſecours qui ſont dus aux malades, avec les recherches qui peuvent avançer la ſcience, ou détruire quelqu'erreur : & toute tentative contraire au premier but, doit être abſolument rejettée.

Je n'ai pu etendre mes recherches à un grand nombre de maladies. Mes expériences ont été faites, en grande partie, dans un hôpital militaire, & l'on n'ignore point que, quelque ſoit le nombre des maladies, elles demandent, à peu de choſe près, le même traitement général. Par là, plus circonſcrit & plus limité, j'ai pu obſerver des faits qui m'auroient peut-être echappé dans une sphére moins bornée.

XII. (a).

Je me suis généralement servi du suc gastrique de veau. Il est facile, toutes les fois qu' on en a besoin, de s' en procurer une quantité suffisante. Souvent il est un peu trouble, & contient des substances etrangères. Mais il suffit de le laisser dèposer, pendant quelques instants, pour qu' il devienne ordinairement assez pur & assez limpide.

J' ai fait usage, deux ou trois fois, du suc gastrique d' agneau. Il m' a paru beaucoup moins dissolvant. Je n' ai pas cru devoir employer celui des animaux d' un âge avancé. Il est presque toujours surchargé de principes hètérogênes, qu' il n' est pas facile de séparer.

(a) Les détails de ce chapitre paroitront peut-être longs & insipides; cependant si l' on réfléchit qu' ils peuvent décider du succès de l' expérience & qu' ils n' ont été donnès par personne, on me pardonnera sans doute de les avoir rapportés.

Les ſucs gaſtriques extraits de l'eſtomac des animaux vivants ſeroient ſans doute les plus efficaces ; mais il faut pour les extraire, des circonſtances qui me manquèrent, lorsque je fis mes expériences.

Il eſt beaucoup plus facile de ſe procurer de la ſalive. Cependant il importe de prendre certaines précautions. Si on l'obtient par l'expectoration, cette humeur n'eſt alors qu'une mucoſité qui n'a preſque point d'action ſur les médicaments. Si c'eſt, en fumant du tabac, elle eſt alors ſi délayée & ſi aqueuſe, qu'elle n'a aucune vertu diſſolvante (*a*).

Je me ſuis bien aſſuré que pour que la ſalive ſoit douée de toute ſa force diſſolvante, il faut l'obtenir des organes même ſalivaires, en excitant directement leur action.

Quant à la bile, je la faiſois pren-

(*a*) Je m'etois ainſi procuré la premiere salive dont je fis usage ; & je fus surpris, de ne pas en retirer les avantages qu'en avoit obtenu le profeſſeur Bréra.

dre dans la véficule du foie, de forte qu' elle etoit de la plus grande pureté.

La manière de préparer les remèdes avec ces fucs digeftifs, eft auffi fimple que commode. On met dans un vafe de terre le fuc gaftrique &c., avec la fubftance qu' on veut diffoudre : on remue pour opèrer, autant qu' il eft poffible, le melange le plus intime. On place enfuite ce vafe fur des cendres chaudes, devant le feu ordinaire des cheminées. Par intervalle on agite le mélange, jufqu' a ce que le médicament prèfente avec l' humeur digeftive, une efpèce de pâte homogêne. Cette opération demande une matinée, & n' empêche pas de fe livrer à d' autres occupations. J' ai préparé dans ma chambre la plupart des remèdes que j' ai ainfi adminiftrés.

Je dois ajouter que, pourque la diffolution foit plus prompte & plus parfaite, il eft néceffaire de bien divifer auparavant la fubftance médicamenteufe. On ne fauroit croire combien cette circonftance hâte & facilite la digeftion artificielle.

Le procédé eft le même pour les

trois ſucs digeſtifs dont j'ai fait uſage : il y a cependant cette différence, qu' il faut plus de tems pour la ſalive. Mais auſſi la chaleur doit être moins forte. Le calorique a la plus grande tendence à ſe combiner avec cette humeur ; de manière que s'il eſt trop conſidérable, il l'evapore, avant qu' elle ait developpé ſon action diſſolvante. Je penſe qu' on prépareroit au bain marie, avec beaucoup plus d' avantage, les remèdes unis à la ſalive, ainſi qu'aux autres ſucs digeſtifs.

Dans mes premieres expériences, j' avois ſoin de meſurer la quantité du ſuc digeſtif. Ordinairement j' en mêlois une dragme avec dix grains de la ſubſtance médicamenteuſe que j' employois. Cependant cette proportion ne doit être priſe que dans un ſens général & comme terme moyen : car il eſt des remèdes qui ont beſoin d' une doſe plus foible d' humeur digeſtive, & d' autres qui en demandent une quantité plus conſidérable. Au reſte il ſuffit d' avoir fait ſoi-même quelques préparations, pourque l' œil indique, ſans poids & ſans balance, le ſuc digeſtif qu' il faut unir au médicament. Une régle générale eſt, que la doſe de ſalive, de ſuc gaſtrique & de bile, doit être ſupérieure à celle du remède, afin qu'on puiſſe dabord en faire une eſpèce de mélange. Une quantité trop forte de ſucs digeſtifs, n'a jamais nui à leur action diſſolvante; tandiſqu' une doſe trop faible, n'a eu que peu d' efficacité.

Il m' a ſemblé qu' il faut à peuprès la même doſe de ſuc gaſtrique, que de bile. Si quelque fois la derniere a produit une diſſolution plus parfaite, c' eſt qu' elle etoit dépouillée de toute ſubſtance etrangère. Le ſuc gaſtrique de veau, comme nous l' avons déja obſervé, n' a pas toujours le plus grand degré de pureté; & ſi on n' a pas ſoin d' en bien ſéparer les principes qui alterent ſa compoſition, on en obtient des effets très-inférieurs; comme je m' en ſuis bien convainçu dans diverſes expériences.

La doſe de la ſalive doit être ſupérieure à celle des autres humeurs digeſtives; ſurtout ſi on ne prend point toutes les précautions que nous avons notées.

J' ai uni les médicaments ainſi préparés à une pommade ordinaire : on a par ce procédé beaucoup plus de facilité à les adminiſtrer en frictions.

On peut conſerver quelque tems ces remèdes compoſés, ſans que leur vertu paroiſſe s'affoiblir. J'aimerois mieux cependant les préparer à l'inſtant même de leur emploi. Car il ſuffit, pour empêcher l'altération de la bile & du ſuc gaſtrique (quant à la ſalive on peut en avoir de nouvelle à chaque moment), de les enfermer dans des bouteilles bien bouchées.

XIII.

Je rapporte mes obſervations, à peu-près, comme elles ſont couchées dans mon journal : je ſupprime ſeulement quelques détails qui augmenteroient inutilement cette lettre déja trop conſidérable. J'omets auſſi pluſieurs obſervations relatives au même ſujet. Il me ſemble que quelques unes plus préciſées, rempliront mieux le but que je me propoſe.

XIV.

Un officier des invalides se plaignoit depuis long-tems, d' un rhumatisme dans les extrémités inférieures. La douleur occupoit principalement les muscles fessiers. Ils ne présentoient cependant aucune affection apparente: leur couleur n' avoit pas changé: la partie charnue n' etoit ni plus lâche, ni plus roide. Ils etoient seulement un peu douloureux au tact: & lorsqu' on les pressoit avec quelque force, ils paroissoient dans un etat de contraction.

Ces douleurs etoient supportables, lorsque le malade ne faisoit aucun exercice pénible; mais dans les changements de temps, & surtout pendant un froid humide, elles redoubloient avec tant de violence, qu' il etoit obligé de garder le lit.

Du reste cet officier n' eprouvoit aucune autre incommodité. Il avoit bon appetit: sa physionomie n' etoit pas sensiblement altérée; & il ne falloit rien moins, que les paroxysmes qui survenoient dans les changements de tems, pourqu' on fut médicalement assuré de l' infirmité dont il se plaignoit. Néanmoins il etoit porteur d' un certificat de deux Officiers de Santé, qui attestoient avoir employé inutilement les remèdes les plus actifs. Il avoit eté aux eaux d' Acqui. Enfin deux larges empreintes (effet des vésicatoires) attestoient la derniere condamnation.

Consulté sur les causes qui pouvoient avoir donné lieu à ce rhumatisme, il m' assura n' avoir jamais eu, ni maladie vénérienne, ni eruption cutanée. Il regardoit son infirmité, comme un effet des Bivouacs sur les montagnes du Piémont & devant la ville de Mantoue. Il etoit cependant plus que probable, que cette maladie consistoit alors dans une foiblesse des muscles fessiers.

Cet Officier etant logé commodément, me pria de lui donner mes soins dans son appartement. J' y consentis. Les moyens généraux me parurent inutiles. Qu' auroient produit une saignée, un purgatif &c.; il avoit essayé tant de fois ces remèdes sans aucun avantage! Je jugeai plus à propos de disposer a une abſorption plus forte, les pores inhalants de la peau qui recouvre les feſſiers. Je preſcrivis, à cet effet, des embrocations d'eau de vie camphrée. Il en fit uſage pendant quatre jours. J'ordonnai alors la compoſition ſuivante: Un gros d'opium — deux gros de gomme gaiac — une dragme de poudre cantharide — environ trois onces de ſuc gaſtrique de veau. Cette compoſition convenablement préparée, & mélangée enſuite avec de la graiſſe ordinaire, je la diviſai en douze petits paquets.

Le malade ſe frotta pendant ſix jours, ſoir & matin (dans la région des muſcles feſſiers de chaque extremité), avec un paquet chaque fois. Le troiſieme jour, il ſentit dans ces parties une légère chaleur: le cinquieme, elle devint plus forte. Il ne ſe manifeſta cependant aucune eruption: je remarquai ſeulement un peu de rougeur.

Je doublai la doſe de ces remèdes, à l'exception des cantharides que je continuai à celle d'un gros: ils furent préparés avec de la bile, & mélangés, à l'ordinaire, avec de la graiſſe commune. On en fit vingt-quatre paquets. Il se frotta, le 5, 6, 7, & 8, avec trois paquets par jour: avec quatre, le 9, 10, & 11. Le 7.e, la chaleur s'accrut; le pouls devint un peu fébrile. Quelques adoucissants calmèrent ces symptômes. Le 10, la chaleur avoit entierement cessé. Le malade remuoit plus facilement les extrémités. Le 12, il n'eprouva ni gêne ni douleur; il marchoit sans la moindre difficulté.

Je répétai la premiere formule, en substituant aux cantharides, trois gros de quinquina. La salive servit de menstrue. Le malade en fit une douzaine de paquets, avec les quels il se frotta de tems à autre. Trois mois se sont ecoulés depuis ce traitement; & malgré les fatigues & les variations de l'atmosphère, le rhumatisme ne s'est plus fait sentir.

XV.

J'ai obtenu des succès plus surprenants, avec un traitement à peu près semblable, sur un malade de l'hôpital militaire de cette place. Il souffroit depuis six mois des douleurs si violentes, qu' il n' avoit de repos, qu' en prenant chaque soir quelque narcotique: & tel etoit son etat, qu' il ne pouvoit se traîner qu' avec des bequilles.

Après vingt cinq frictions (composées chacune, de dix grains d' opium, de seize grains de camphre, & de cinq grains de poudre cantharide, préparés avec des sucs digestifs & principalement avec de la salive) il marchoit non seulement avec moins de peine, mais encore il pouvoit sortir de l' hópital & faire quelques tours de promenade. J' avois auparavant employé sans effet les bains, les fomentations spiritueuses, aromatiques &c. &c.

Il s' en faut bien cependant que ce malade soit entiérement guéri. Les douleurs ont bien cessé; mais il reste dans les extrémités inférieures une maigreur & une foiblesse, qui s' opposeront pendant long-tems au libre exercice de ces parties. J' ai conseillé à ce militaire les bains d' Acqui.

XVI.

XVI.

Cinq autres rhumatifmes ont réfifté à ce même traitement. J'en ai été d'autant plus furpris, qu'une de ces affections avoit des fymptômes peu différents, du rhumatifme de la premiere obfervation.

Je croirois que nous traitons les rhumatifmes d'une manière trop empirique. Ordinairement nous ne voyons dans ces maladies, qu'une fimple douleur, ou une affection purement locale: & la bafe du traitement confifte prefque toujours en remèdes topiques, fomentations, véficatoires &c.

Il réfulteroit de ma pratique (fi l'on peut donner le nom de pratique à cinq ou fix années d'expérience dans les hôpitaux militaires) que les rhumatifmes n'ont pas une feule & même caufe: qu'elle eft généralement la même, que celle des maladies regnantes, faburrale, bilieufe, catharrale, inflammatoire, fthénique, afthénique &c. (a): que le traitement des rhu-

d

(a) Qu'on ne soit pas etonné, fi je réuni

matiſmes doit être adapté à ces diverſes cauſes ; que c' eſt une pure routine & même une pratique dangéreuſe, que d' administrer conſtamment les mêmes remèdes dans tous les rhumatiſmes. Bien plus quand ces maladies ſont anciennes, il faut remonter à la conſtitution qui regnoit à l' epoque de leur invaſion, & en déduire même la principale indication curative (*a*); A moins que la conſtitution actuelle n' ait détruit entierement l' effet des précédentes ; ce qui n' eſt pas rare.

Quant au rhumatiſme local, je penſe qu' on pourra tirer quelqu' avantage d' une

---

le solidisme de Brown avec les dégénérations humorales. D' autres prouveront cette néceſſité : peut être pourrai-je moi même fournir quelques arguments... Que diroient les Brownoniens excluſifs, ſi l' on avançoit que cette fameuse définition de la vie, sur la quelle repose toute leur doctrine médicale, n' eſt qu' une ingénieuse & seduisante hypothèse !!

(*a*) J' ai guéri, l' an dernier, deux rhumatismes bien caractérisés, avec un mélange de quinquina & d' opium donnés intérieurement. Ces maladies etoient survenues à la suite d' une fievre intermittente.

nouvelle théorie (*a*) ſur le mouvement animal, qui vient d'être expoſée tout récemment dans un journal littéraire.

XVII.

Il eſt entré à l'hôpital, pendant le mois de Ventoſe, une quinzaine de ſoldats atteints d'une pleuréſie gaſtrique catharrale. Un émétique & quelque ptiſanne amère aiguiſée avec un ſel neutre, ont

---

(*a*) On avance dans cette théorie, que le *relâchement* ou la dilatation des organes eſt un effet de la vitalité, le mode actif de la force motrice; & que la *contraction* n'eſt qu'un etat passif, de réaction, de foibleſſe... de mort... Ainſi la diaſtole du cœur, la dilatation des sphincters, le relâchement des muscles &c. sont le mode vivant, l'etat de force de ces parties; & inversement &c. &c.

D'après cette théorie, lorsqu'un des modes de la force motrice prédomine, & dètermine par lui-même une maladie, il faudroit des toniques dans la contraction, & des débilitants dans le relâchement.... L'auteur de cette théorie a promis d'autres détails, & de nouveaux faits: il ne pourra tarder à les faire connoître.

presque toujours fait disparoître les principaux symptômes. Il restoit seulement à l' une des parties latérales de la poitrine une douleur qui, sans être violente, devenoit incommode, lorsque le malade faisoit une forte inspiration. Je n' obtins aucun succès avec le liniment volatil, & autres topiques analogues. Un vessicatoire faisoit cesser cette douleur: mais j' employois avec peine un remède si violent, pour une incommodité si légère. Néanmoins l' expérience m' avoit appris que cette douleur négligée ammenoit quelque fois une rechûte assez grave.... Trois ou quatre frictions, composées chacune de dix grains d' opium & de six grains de poudre cantharide préparés avec un suc digestif, dissiperent entierement ces points douloureux.

XVIII.

C' est sur-tout dans les affections nerveuses des viscères abdominaux, que j' ai retiré les plus grands avantages des préparations digestives d' opium, soit seul, ſoit uni à d'autres ſubſtances, & principalement au camphre. Deux frictions ont ſuffi, pour calmer un vomiſſement rébelle à la potion de Rivière & à une doſe aſſez forte de laudanum liquide. Une colique néphrétique a cédé à la même préparation.... J'ai diſſipé avec un très petit nombre de frictions composées de jalap, d'arnica & d'opium &c., une hydropiſie du bas-ventre ſurvenue à la ſuite d'une double tierce.... Dans divers maux de tête, je n'ai jamais obtenu aucun effet des préparations digeſtives d'opium & de valériane. Je faiſois faire les frictions à la nuque & dans les parties latérales du col.

XIX.

Un invalide venu de la Chartreuſe près Pavie, avoit une angine ſi violente, qu'il ne pouvoit preſque avaler, & prononcer aucune parole... Je jugeai cette maladie de nature aſthénique & affectant principalement la trachée-artée. Le mal avoit des racines trop profondes pour céder à des remèdes révulsifs. Les gargarismes n'offroient qu'un moyen auxiliaire. Un vessicatoire me paroissoit le médicament le mieux indiqué & le plus efficace; mais il faut un certain temps pourqu'il puisse développer son action; & le cas etoit impérieux & pressant. J'ordonnai, de demi heure en demi heure, une friction d'opium & de cantharides préparés avec la salive. Après la troisieme friction, la respiration devint beaucoup plus facile; le pouls reprit quelque force; je pus employer des remèdes internes; & la guérison ne tarda pas à s'opérer.

XX.

Un soldat de la 18.e ½ brigade vint à l'hôpital, avec les symptômes d'une phthisie pulmonaire nerveuse...... le vin, le quinquina, l'opium avec quelques légérs aliments, empêchoient non seulement les progrès de la maladie, mais en diminuoient chaque jour la violence. Tout à coup (sans pouvoir en dire la cause) la toux redoubla avec tant de force, qu' elle occasionnoit le vomissement de tout ce que prenoit le malade. Il me fut impossible d' arrêter cette toux, & ses facheuses suites, ni par aucun remède interne, ni par un large vessicatoire appliqué sur le côté gauche de la poitrine. Cependant les forces du malade s' affoiblissoient; & l' affection pulmonaire devenoit plus grave, & plus dangereuse.

Je prescrivis une préparation d' opium avec un suc digestif. Deux frictions sur les regions latérales de la poitrine, procurerent quelque soulagement: la 3.e & la 4.e diminuerent la toux: le vomissement disparut. Quatre autres frictions rendirent la respiration moins gênée, l' expectoration plus facile, les douleurs moins violentes &c. Le militaire a continué de se frotter régulièrement chaque soir, & tres souvent une ou deux autres fois, à diverses heures de la journée. La dose de l' opium étoit, par friction, de dix à douze grains.... après quarante jours de ce traitement, auquel j' unis sur la fin l' usage de quelques remèdes internes, le malade est entré en convalescence; & je ne doute point que le changement d' air, un regime à la fois tonique & nutritif, ne faſſent bientôt diſparoitre l' etat de foibleſſe & d' amaigriſſement, qui a été la ſuite inevitable de cette cruelle maladie.

XXI.

L' obſervation précédente m' a fourni l' occaſion précieuſe de pouvoir determiner rigoureuſement l' action des ſucs digeſtifs ſur les ſubſtances médicamenteuſes. Le malade n' eprouvant du ſoulagement qu' avec des frictions d' opium, il m' etait facile de m' aſſurer, ſi ce remède préparé avec les diſſolvants ordinaires, peut agir efficacement à l' exterieur de la peau; ſi l' intermede des ſucs digeſtifs eſt néceſſaire; lequel de ces ſucs eſt le plus actif; ſi l' on pourrait les remplacer avec d' autres humeurs animales.

J' ai pris de l' opium préparé avec les procedés connus de la pharmacie, & l' ai reduit au plus grand degré de diviſion poſſible: d' autre fois on l' a mis dans de l' eau de vie, de l' eſprit de vin &c.: l' ayant enſuite melangé avec une humeur graiſſeuſe, je l'ai adminiſtré en frictions, avec toutes les précautions convenables... Je puis aſſurer que l'opium dans tous ces cas, quelqu'ait été ſa doſe, n'a jamais produit aucun effet. Le malade n'a pas eté plus ſoulagé, lorſque j'ai préparé cette ſubſtance avec du ſang, de la lymphe, & de la graiſſe. Une fois même, quoique la friction eut été double, il paſſa une nuit ſi agitée, que je n'oſai point continuer de ſemblables expériences.

Quant à l'opium diſſous dans la ſalive, le ſuc gaſtrique ou la bile, ſi l'effet m'a paru quelque fois different, je l'ai attribué moins à une action inegale de ces ſucs, qu'à leur different degré de pureté, à la maniere de les preparer, & ſurtout à leur adminiſtration. Ainſi les frictions du ſoir etoient plus avantageuſes, que celles de la matinée; & les jours pluvieux ou chargés de nuages, elles avaient beaucoup moins d'efficacité, que lorſque l'atmoſphére etait calme & ſereine.

XXII.

Puisque l'intermède des sucs digestifs favorise si puissamment l'absorption des remèdes administrés à la surface de la peau, il peut sans doute aider à celle des médicaments donnés à l'intérieur: & il ne doit pas être rare que le suc gastrique ou la bile (dans l'estomac ou dans le canal intestinal) soient altérés, ou bien en trop petite quantité.... Je n'ai qu'une seule observation sur la méthode d'administrer intérieurement, des remèdes préparés avec les sucs digestifs.

Un employé des hôpitaux avoit une fievre tierce depuis quatre mois. A l'epoque où je fus consulté, chaque accès duroit environ six heures.... Le malade avoit perdu l'appetit; la digestion etoit pénible, difficile, & très souvent suivie d'un léger flux lientérique. Il n'avoit cependant, ni la bouche amère, ni la langue chargée, ni envie de vomir, ni douleurs dans le bas ventre &c. On l'avoit traité, en différentes fois, tantôt avec une méthode evacuante, tantôt avec une méthode tonique... Après l'usage d'une ptisanne amère pendant deux ou trois jours, je lui conseillai de prendre, soit en bol, soit en poudre, soit dans un liquide, deux dragmes de valériane, six dragmes de quinquina, & douze grains d'opium (*a*). Ce melange dont j'avois obtenu dans d'autres cas, tant de succès, ne produisit aucun effet ; il fut rendu, environ deux heures après, par les selles sans avoir subi aucune espèce d'altération. Il en fut de même d'une seconde dose encore plus forte que la premiere.... Je lui fis prendre, le jour de la rémittence, six gros de quinquina préparés avec du suc gastrique de veau ; & la fièvre ne reparut point (*b*).

(*a*) Il est rare qu'une fiévre intermittente, (après un emetique ou quelque purgatif amer) résiste à l'usage de ces remèdes. Si dans les hôpitaux militaires ils ne produisent pas toujours un bon effet, c'est qu'ils sont de la plus mauvaise qualité, ainsi que tous les médicaments &c. &c. &c. &c. qu'on fournit aux hôpitaux militaires.

(*b*) Le quinquina n'auroit-il d'effet (dans

XXIII.

S' il eſt vrai que l' abſorption des remèdes externes dépende, en grande partie, de leur diviſion plus ou moins parfaite, & que l' action des ſucs digeſtifs conſiſte principalement à les diſſoudre, il s' en ſuit que leur intermède eſt inutile ou purement ſecondaire, lorſque les médicaments ſont aſſez ténus & ſubtils, pour pénétrer dans les orifices cutanés.

On doit ſans doute mettre dans la claſſe des remèdes externes aſſujetis à la force diſſolvante des humeurs digeſtives, l' opium, la ſcille, la digitale, le camphre, & pluſieurs autres ſubſtances. Le nombre cependant ne ſçauroit en être conſidérable : car l' action des ſucs digeſtifs, etant en raiſon de leur affinité avec les principes médicamenteux, doit néceſſairement avoir un effet limité. Ainſi

---

les fievres intermittentes, qu' après avoir subi l' action des forces digeſtives & pénétré par les lymphatiques inteſtinaux dans le ſyſtême sanguin ?

les ſucs gaſtriques des omnivores ne peuvent diſſoudre, ni les oxides de mercure & d'antimoine, ni les fleurs de zinc, ni le ſulphure de mercure rouge &c. Le ſouffre même, ainſi que l'oxide de fer (& ſans doute pluſieurs autres minéraux) réſiſtent au ſuc gaſtrique de tous les animaux (*a*). Qui oſeroit cependant nier, ſoit intérieurement, ſoit à la ſurface de la peau, l'efficacité de ces ſubſtances ? Et ſi l'on prétendoit que les ſucs digeſtifs peuvent leur imprimer une diſſolution qui echappe à nos ſens, je répondrois que quelques préparations de ſouffre & de mercure avec la ſalive & la bile, n'ont pas eu (à ce qu'il m'a ſemblé) un effet différent & plus avantageux (*b*).

(*a*) Voyez le mémoire de l'illuſtre profeſſeur Carminati, intitulé : *Ricerche sulla natura e sugli uſi del succo gaſtrico in medicina, e in chirurgia. Mil* 1785. *in 4to*.

(*b*) Ce qui ne prouve point l'inutilité de la diſſolution des médicaments, & l'inefficacité générale des sucs digeſtifs ; mais bien que le souffre, le mercure, & beaucoup d'autres principes, sont aſſez divisés, ou qu'ils peuvent l'être, par d'autres diſſolvants que les sucs digeſtifs.

Quant au grand nombre des médicaments, dont la division ou la ténuité correspond au diamétre des orifices lymphatiques, il ne paroit pas que l'action des sucs digestifs doive augmenter leur absorption, plus que tout autre fluide animal : du moins je n'ai jamais trouvé, que le mélange de la salive ou de la bile, ait rendu plus efficaces les liniments anodins, spiritueux & volatils.

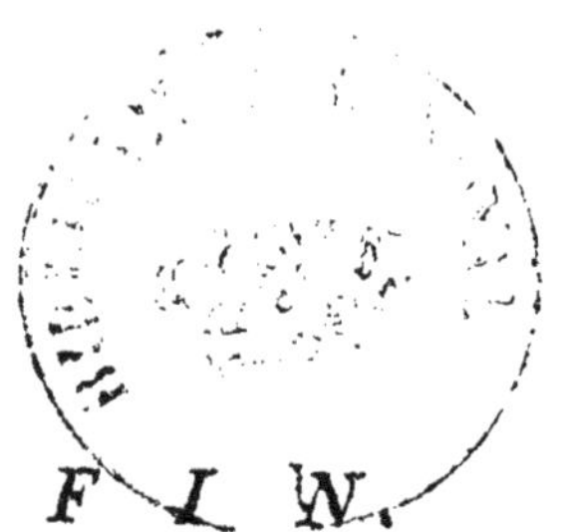

FIN.

Additions & fautes à corriger.

Page 14, *ligne* 3, le, *lisez* les.
Page 16, *ligne* 12, remedés, *lisez*, remèdes.
Page 27, *ligne* 18, même, *lisez*, mêmes.
Idem, *ligne* 26, adaprés, *lisez*, adapré.
Page 30, *ligne* 17, indéterminé, *lisez*, indéterminé ?
Page 31, *ligne* 10, ne reçoivent, *ajoutez*, dans le canal intestinal.
Page 32, *ligne* 9, il, *lisez*, ils.

www.ingramcontent.com/pod-product-compliance
Ingram Content Group UK Ltd.
Pitfield, Milton Keynes, MK11 3LW, UK
UKHW021649260726
13994UKWH00003B/1357

9 782329 366197